Emagrecer Comendo de Tudo

Secar Gordura Sem Sacrifícios

Seu Roteiro Transformador de 12 Semanas, repleto de orientações e mais de 50 receitas fáceis de preparar, deliciosas e adaptadas ao paladar brasileiro.

E. B. Araujo

Descrição:

Descubra o Segredo para um Emagrecimento Sustentável!

Bem-vindo ao programa revolucionário "Emagrecer Comendo de Tudo". Este não é apenas mais um guia de dicas, mas sim um programa abrangente de reeducação alimentar e mudança de hábitos, desenvolvido e testado em todo o mundo. O autor, E. B. Araujo, profissional de educação física e pesquisador em reeducação alimentar e qualidade de vida, apresenta um sistema comprovado para alcançar seus objetivos de forma saudável e duradoura.

O que faz este programa único?

Reeducação Alimentar Efetiva: Este não é um plano de dieta restritiva, mas sim um guia para aprender a comer de forma equilibrada e consciente, permitindo que você desfrute de uma variedade de alimentos.

Programa de 12 Semanas: Um roteiro completo dividido em 12 semanas, abordando desde a preparação mental até estratégias para manter seus resultados após o programa.

Dia Livre na Dieta: Incluímos um dia livre por semana, proporcionando equilíbrio e flexibilidade ao programa, sem comprometer os resultados.

Testado e Aprovado: Baseado em pesquisas sólidas e na experiência prática do autor, garantindo um método confiável para a perda de peso.

O que você encontrará neste e-book:

- Programa Semanal Detalhado.

- Receitas Saborosas e Nutritivas.

- Dicas de Hidratação.

- Estratégias para Acelerar o Metabolismo.

- Monitoramento de Peso e Medidas.

- Receitas Especiais para Manter a Motivação.

- Ajustes no Plano Conforme Resultados.

- Sugestões para o Dia Livre sem Comprometer os Resultados.

- Reflexões sobre a Jornada e Continuação da Vida Saudável.

Transforme sua Vida Agora!

Dê o primeiro passo em direção a uma jornada de emagrecimento saudável, sem sacrifícios, e alcance a melhor versão de si mesmo. Este programa não apenas ajuda a perder peso, mas também a adotar hábitos sustentáveis para uma vida mais saudável. Com "Emagrecer Comendo de Tudo", a mudança que você deseja está ao seu alcance.

Sumário:

1. Introdução:

Bem-vindo à sua jornada de transformação! Este guia prático foi elaborado especialmente para você que busca não apenas emagrecer, mas conquistar esse objetivo de forma sustentável, sem sacrifícios extremos. Aqui, vamos desvendar os segredos de uma dieta inteligente, baseada na frequência de refeições a cada 3 horas, permitindo que você desfrute de uma variedade de alimentos enquanto atinge seus objetivos de perda de peso. Preparado para descobrir como é possível emagrecer comendo de tudo? Vamos lá!

1.1 Objetivos do Programa:

Antes de mergulharmos nas estratégias práticas, é crucial definirmos os objetivos que guiarão sua jornada. Mais do que apenas perder peso, queremos ajudá-lo a criar hábitos saudáveis e duradouros. Neste capítulo, exploraremos como estabelecer metas realistas, focando não apenas na estética, mas também na saúde e no bem-estar geral.

1.2 Benefícios da Dieta de se Alimentar a Cada 3 Horas para uma Alimentação Sustentável e Saudável:

Você já se perguntou por que comer a cada 3 horas é uma prática tão eficaz? Aqui, vamos desvendar os benefícios surpreendentes dessa abordagem. Desde acelerar o metabolismo até manter níveis consistentes de energia, descubra como essa estratégia inteligente pode ser a chave para o sucesso na sua jornada de emagrecimento.

Acelerando o Metabolismo:

Ao se alimentar regularmente, você estimula o seu metabolismo a permanecer ativo ao longo do dia. Esse aumento na taxa metabólica não apenas contribui para a queima de calorias, mas também cria um ambiente propício para a perda de peso sustentável.

Evitando Altos e Baixos de Energia:

Ao espaçar as refeições a cada 3 horas, você evita picos e quedas bruscas nos níveis de glicose no sangue. Isso resulta em uma distribuição mais equilibrada de energia, mantendo-o alerta e focado ao longo do dia, enquanto minimiza a tentação de indulgências não saudáveis.

Controle Aprimorado da Fome:

A prática de comer regularmente ajuda a controlar a sensação de fome, impedindo que ela atinja níveis extremos. Isso, por sua vez, reduz as chances de excessos em refeições subsequentes, tornando mais fácil manter porções saudáveis e tomar decisões alimentares conscientes.

Estabilidade nos Níveis de Açúcar no Sangue:

Ao manter uma cadência constante de refeições, você contribui para a estabilidade dos níveis de açúcar no sangue. Isso não apenas beneficia a saúde geral, mas também ajuda a prevenir desejos por alimentos ricos em açúcar e carboidratos refinados.

Mantendo a Chama do Metabolismo Acesa:

Comer a cada 3 horas é como alimentar a chama do seu metabolismo. Esse hábito cria um ambiente propício para a queima eficiente de calorias, transformando seu corpo em uma máquina eficaz na busca por seus objetivos de emagrecimento.

Ao adotar a prática inteligente de se alimentar a cada 3 horas, você não apenas nutre seu corpo de maneira consistente, mas também estabelece uma base sólida para o sucesso duradouro na sua jornada de transformação. Prepare-se para descobrir como essa estratégia simples pode fazer toda a diferença em sua busca por uma vida mais saudável e equilibrada.

1.3 A Importância do Dia Livre na Dieta:

E se disséssemos que incluir um dia livre na sua dieta pode ser uma peça fundamental para o sucesso a longo prazo? Neste tópico, vamos explorar como um dia livre pode não apenas satisfazer seus desejos, mas também contribuir para o equilíbrio hormonal e psicológico, tornando sua jornada de emagrecimento mais sustentável e prazerosa.

Satisfazendo Desejos de Forma Controlada:

A incorporação de um dia livre na sua dieta não é uma licença para indulgências descontroladas. Pelo contrário, é uma oportunidade planejada para satisfazer desejos de maneira consciente, permitindo que você desfrute dos prazeres culinários sem comprometer seus objetivos.

Equilíbrio Hormonal e Metabólico:

Um dia livre estrategicamente programado pode interromper a monotonia metabólica, surpreendendo o corpo com uma ingestão calórica variada. Isso não apenas estimula o metabolismo, mas também evita adaptações negativas que podem ocorrer com a constante restrição calórica.

Alívio Psicológico e Redução do Estresse:

A restrição contínua pode gerar estresse emocional, afetando negativamente seus esforços de emagrecimento. Um dia livre atua como uma válvula de escape, aliviando a tensão psicológica associada à dieta e proporcionando um espaço para apreciar refeições sem restrições.

Manutenção da Adesão a Longo Prazo:

Ao permitir-se um dia livre, você fortalece sua adesão a longo prazo ao plano alimentar. A inclusão desse elemento de flexibilidade evita sentimentos de privação, tornando mais fácil manter uma abordagem equilibrada e sustentável para a perda de peso.

Criação de uma Relação Saudável com a Comida:

Um dia livre não apenas satisfaz os desejos imediatos, mas também contribui para a construção de uma relação mais saudável com a comida. A liberdade controlada proporcionada por esse conceito ajuda a eliminar a mentalidade de "tudo ou nada" frequentemente associada a dietas restritivas.

Aprecie a Liberdade Controlada:

Ao explorar a importância do dia livre na dieta, descubra como essa prática pode ser uma ferramenta valiosa para a gestão do peso e o alcance de uma relação equilibrada com a alimentação. Prepare-se para incorporar um toque de liberdade controlada à sua jornada de emagrecimento, tornando cada passo mais sustentável e prazeroso.

Dicas para Liberdade Controlada:

Pizza Gourmet Moderada:

- Escolha uma pizza de qualidade com ingredientes frescos.
- Opte por uma fatia ou controle o tamanho da porção.
- Acompanhe com uma salada leve para equilibrar.

Hamburguer Artesanal:

- Prepare um hamburguer caseiro com carne magra.
- Utilize pão integral ou opções mais saudáveis.
- Adicione vegetais frescos para aumentar a saciedade.

Sorvete de Qualidade:

- Opte por sorvetes de alta qualidade com ingredientes naturais.
- Sirva-se em uma pequena porção.
- Acrescente frutas frescas para um toque saudável.

Chocolate Escuro:

- Escolha chocolate escuro com alto teor de cacau.
- Consuma uma pequena quantidade para satisfazer o desejo.
- Combine com frutas ou frutas secas.

Batatas Fritas Alternativas:

- Faça batatas fritas assadas em casa.
- Tempere com ervas frescas em vez de sal.
- Controle a porção para evitar excessos.

Refeição Fast Food Equilibrada:

- Escolha opções mais saudáveis em redes de fast food.
- Opte por grelhados em vez de fritos.
- Acompanhe com saladas ou substitua refrigerantes por água.

Doce Caseiro Moderado:

- Prepare sobremesas caseiras com ingredientes mais saudáveis.
- Sirva-se de uma pequena porção.
- Equilibre com frutas frescas ou iogurte.

Lembre-se, a liberdade controlada envolve a apreciação consciente desses alimentos, priorizando a qualidade sobre a quantidade. Ao incorporar essas dicas, você pode satisfazer seus desejos sem comprometer seus objetivos de saúde e emagrecimento. O segredo está na moderação e na escolha de opções mais saudáveis sempre que possível.

2. Preparação para o Programa:

Parabéns por decidir iniciar esta jornada transformadora em direção a um estilo de vida mais saudável! Antes de mergulharmos de cabeça no programa de 12 semanas, é essencial dedicar um tempo à preparação adequada. Este capítulo serve como o alicerce sólido de uma casa, assegurando que cada passo que você dará seja firme, sustentável e conduza ao sucesso.

2.1. Avaliação de Saúde:

- Realize uma avaliação de saúde completa para compreender suas necessidades específicas.
- Consulte um profissional de saúde para garantir que o programa seja seguro e eficaz para você.
- Estabeleça metas realistas e mensuráveis para acompanhar seu progresso.

Antes de iniciar qualquer programa de emagrecimento, é essencial entender a sua saúde atual. Vamos explorar estratégias simples para avaliar seu estado físico, garantindo que suas escolhas alimentares e de exercícios estejam alinhadas com suas necessidades individuais. Lembre-se, a saúde é o nosso ativo mais valioso!

Dica extra:

Incorporando Exercícios de Baixa Intensidade: Uma Abordagem Equilibrada para o Emagrecimento:

Para potencializar seus esforços de emagrecimento, considerar atividades de baixa intensidade, como caminhadas e passeios de bicicleta, é uma estratégia valiosa. Estudos mostram que embora a alimentação desempenhe um papel dominante no emagrecimento, a atividade física traz benefícios significativos para a autoestima, saúde cardiovascular e bem-estar geral.

Dicas para Incorporar Atividades de Baixa Intensidade:

- Caminhadas Diárias: Reserve tempo para caminhar diariamente, seja ao ar livre ou em uma esteira. Inicialmente, 30 minutos por dia podem fazer diferença.
- Passeios de Bicicleta: Opte por passeios de bicicleta tranquilos. Além de ser uma atividade física eficaz, é uma maneira agradável de explorar seu entorno.
- Atividades Recreativas: Participe de atividades recreativas, como dança leve, natação ou ioga. Essas opções não apenas queimam calorias, mas também proporcionam benefícios emocionais.

Equilíbrio entre Alimentação e Atividade Física:

Embora a alimentação seja a chave primária para o emagrecimento, estudos destacam a importância da atividade física. De acordo com fontes renomadas, como a American Heart Association, a perda de peso é aproximadamente 75-80% relacionada à dieta e 20-25% relacionada à atividade física.

Benefícios Além do Emagrecimento:

- Melhora da Autoestima: A prática regular de exercícios está associada a melhorias na autoestima e na imagem corporal, promovendo um estado mental positivo.
- Saúde Cardiovascular: Atividades físicas regulares fortalecem o sistema cardiovascular, reduzindo o risco de doenças cardíacas e melhorando a resistência.
- Bem-Estar Geral: A atividade física libera endorfinas, hormônios do bem-estar, proporcionando uma sensação geral de felicidade e relaxamento.

Lembre-se, ao adotar uma abordagem equilibrada entre alimentação e atividade física, você está não apenas trabalhando em direção ao emagrecimento, mas também cultivando um estilo de vida saudável e sustentável.

2.2. Montando sua Lista de Compras:

- Elabore uma lista de compras com ingredientes saudáveis e alinhados ao programa.
- Priorize alimentos frescos, frutas, vegetais, proteínas magras e grãos integrais.
- Evite comprar alimentos processados e ricos em açúcares adicionados.

Montando uma Despensa de Sucesso: Escolhas Nutritivas para Potencializar Seu Programa de Emagrecimento

Agora que entendemos sua jornada, é hora de garantir que sua despensa seja uma aliada no caminho para o sucesso. Descubra como montar uma lista de compras inteligente, focada em ingredientes nutritivos e deliciosos que formarão a base sólida do seu programa de emagrecimento.

2.2.1. Escolha Ingredientes Nutritivos:

- Opte por alimentos ricos em nutrientes essenciais, como frutas, vegetais, grãos integrais e proteínas magras.
- Inclua variedade de cores e tipos para garantir uma ampla gama de nutrientes.

2.2.2. Priorize Opções Frescas:

- Dê preferência a produtos frescos em vez de processados.
- Frutas e vegetais frescos, carnes magras e laticínios com baixo teor de gordura são escolhas ideais.

2.2.3. Evite Alimentos Processados e Açucarados:

- Reduza a presença de alimentos processados e ricos em açúcares adicionados.
- Leia rótulos para tomar decisões conscientes sobre os produtos que você está comprando.

2.2.4. Variedade de Grãos Integrais:

- Explore uma variedade de grãos integrais, como quinoa, arroz integral e aveia.
- Esses grãos oferecem fibras essenciais para a saciedade e a saúde digestiva.

2.2.5. Proteínas Magras:

- Inclua fontes de proteínas magras, como peito de frango, peixe, tofu e leguminosas.
- A proteína ajuda na construção muscular e na manutenção da saciedade.

2.2.6. Snacks Saudáveis:

- Tenha opções de snacks saudáveis, como frutas, iogurte grego sem açúcar e mix de oleaginosas.
- Essas escolhas são ideais para combater a fome entre as refeições.

2.2.7. Opção Flexível: Shakes de Proteínas e Frutas para Refeições Rápidas e Saudáveis:

Sabemos que a vida agitada muitas vezes nos coloca em situações em que a conveniência é essencial. Para esses momentos, apresentamos uma opção flexível e nutritiva:

Os shakes de proteínas com frutas. Esta alternativa é ideal quando estiver fora de casa, no trabalho ou na academia nos horários das refeições definidas.

2.2.8. Dicas para Preparar Shakes Nutritivos:

Proteína de Qualidade:

- Utilize uma proteína em pó de alta qualidade, como whey protein, caseína ou proteína vegetal.
- Essa base proteica ajuda na saciedade e na recuperação muscular.

Adição de Frutas Frescas:

- Inclua frutas frescas, como bananas, morangos ou abacaxi.
- Além de fornecerem nutrientes essenciais, as frutas adicionam sabor natural ao shake.

Líquido Saudável:

- Escolha líquidos saudáveis, como leite de amêndoas, leite desnatado ou água.
- Evite adicionar sucos açucarados para manter a ingestão calórica controlada.

Adicionais Nutritivos:

- Incremente com ingredientes saudáveis, como uma colher de chá de chia, linhaça ou um punhado de espinafre.
- Esses adicionais proporcionam fibras, ácidos graxos essenciais e nutrientes adicionais.

Controle das Calorias:

- Esteja atento ao tamanho da porção para garantir que o shake esteja alinhado com suas metas calóricas.
- Um shake equilibrado pode ser uma refeição substituta eficaz em certas situações.

Ao incorporar shakes de proteínas com frutas em sua rotina, você ganha uma opção flexível e saudável para os momentos corridos do dia a dia. Essa escolha não apenas mantém suas metas nutricionais no caminho certo, mas também oferece uma refeição rápida, deliciosa e carregada de nutrientes.

2.2.9. Planejamento para Refeições:

- Antes de ir às compras, planeje suas refeições para garantir que você tenha todos os ingredientes necessários.
- Comprar com uma lista reduz as chances de escolhas impulsivas.

Ao montar uma despensa bem abastecida com escolhas nutricionais inteligentes, você está estabelecendo as bases para o sucesso no seu programa de emagrecimento. Esses ingredientes não apenas impulsionarão seus esforços de perda de peso, mas também tornarão suas refeições saborosas e satisfatórias. Prepare-se para uma jornada de transformação nutricional que começará na sua própria despensa.

2.2.10. Lista de compras recomendada para facilitar a preparação dos pratos e receitas destacadas neste guia:

Café da Manhã Energizante:

- Goma de tapioca.
- Morangos, kiwi, abacaxi.
- Banana, manga.
- Leite de amêndoas.
- Ovos.
- Abacate.
- Tomate.
- Aveia.
- Mel.
- Pão integral.
- Queijo feta.
- Espinafre.

Lanche da Manhã Revigorante:

- Saquinhos de chá (verde, hibisco, gengibre, cidreira).
- Limão.
- Maçã, pera.
- Frutas secas (damasco, uvas passas, cranberries).

Almoço Balanceado:

- Peito de frango.
- Quinoa.
- Legumes variados (brócolis, cenoura, pimentão).
- Abacate.
- Tomate-cereja.
- Wrap integral.
- Grão-de-bico.
- Atum em água.
- Pepino.
- Cebola roxa.

Lanche da Tarde Saboroso:

- Pão integral.
- Peito de peru.
- Queijo magro.
- Húmus.
- Frutas vermelhas (uvas, morangos).
- Iogurte grego sem açúcar.
- Granola.

Jantar Leve e Nutritivo:

- Salmão.
- Limão.
- Abobrinha, cenoura.
- Folhas verdes (rúcula, alface, couve, etc).
- Nozes.
- Quinoa.
- Lentilhas.
- Couve.
- Cenoura.
- Caldo de legumes.
- Camarões.
- Abacate.
- Molho de limão.

Ceia Reconfortante:

- Saquinhos de chá (camomila, lavanda, menta, erva-cidreira, erva-doce).
- Maçã.
- Castanhas mistas (castanha-do-pará, amêndoas, nozes).

2.3. Dicas para Preparação Mental:

- Cultive uma mentalidade positiva e aberta às mudanças.
- Estabeleça uma relação saudável com a comida, focando na nutrição e no prazer consciente.
- Planeje estratégias para lidar com desafios emocionais e estresse.

A mente desempenha um papel crucial na jornada de emagrecimento. Aqui, vamos explorar técnicas para fortalecer sua preparação mental. Desde a visualização de metas até estratégias para superar desafios emocionais, este tópico proporcionará as ferramentas necessárias para manter uma mentalidade positiva e resiliente ao longo do programa. Lembre-se, a preparação mental é a chave para superar qualquer obstáculo que possa surgir!

2.3.1 Preparação Mental: Fortalecendo a Mente para o Sucesso no Emagrecimento

Na jornada de emagrecimento, a mente desempenha um papel crucial. Este tópico visa explorar técnicas poderosas para fortalecer sua preparação mental, equipando você com as ferramentas necessárias para manter uma mentalidade positiva e resiliente ao longo do programa. Desde a visualização de metas até estratégias para superar desafios emocionais, aqui estão as dicas para uma preparação mental sólida, lembrando sempre que esta é a chave para superar qualquer obstáculo que possa surgir!

2.3.1.1. Visualização de Metas:

- Imagine-se atingindo suas metas de emagrecimento.
- Visualizar o sucesso cria uma mentalidade positiva e reforça sua determinação.

2.3.1.2. Estabelecimento de Metas Realistas:

- Defina metas alcançáveis e mensuráveis.
- Metas realistas proporcionam um senso de realização contínuo.

2.3.1.3. Afirmações Positivas:

- Pratique afirmações positivas diariamente.
- Reforce a autoconfiança e mantenha uma atitude otimista.

2.3.1.4. Estratégias para Desafios Emocionais:

- Identifique gatilhos emocionais que podem levar a escolhas alimentares não saudáveis.
- Desenvolva estratégias para lidar com o estresse, como meditação ou atividades relaxantes.

2.3.1.5. Aprendizado com Deslizes:

- Encare deslizes como oportunidades de aprendizado.
- Em vez de se punir, analise o ocorrido e ajuste sua abordagem.

2.3.1.6. Foco no Processo, Não Apenas nos Resultados:

- Concentre-se nas pequenas vitórias diárias e no progresso contínuo.
- O sucesso a longo prazo é construído através de escolhas consistentes.

2.3.1.7. Apoio Social:

- Compartilhe seus objetivos com amigos ou familiares.
- Ter um sistema de apoio oferece incentivo e compreensão.

2.3.1.8. Celebre Conquistas, por Menores que Sejam:

- Reconheça e celebre cada conquista, não importa a quão pequena.
- Isso reforça um senso positivo de realização.

Lembre-se, uma preparação mental robusta é a espinha dorsal do sucesso no emagrecimento. Ao cultivar uma mentalidade positiva e resiliente, você estará mais bem equipado para superar desafios, manter o foco nas suas metas e alcançar resultados duradouros. A jornada é tanto física quanto mental, e com uma mente forte, você está preparado para triunfar.

3. Fundamentos da Dieta a Cada 3 Horas:

Vamos desvendar os segredos que tornam a dieta a cada 3 horas tão eficaz. Este capítulo é como abrir a caixa de ferramentas, revelando as estratégias fundamentais que farão toda a diferença na sua jornada de emagrecimento.

3.1 A Lógica por Trás da Frequência de Refeições:

Aqui, vamos explorar a magia por trás de comer a cada 3 horas. Entenderemos como esse ritmo alimentar pode acelerar o seu metabolismo, manter níveis de energia estáveis e evitar aquelas terríveis quedas de açúcar no sangue. Prepare-se para descobrir como pequenas, porém frequentes, refeições podem ser o seu melhor aliado!

Fundamentos da Dieta a Cada 3 Horas: Desvendando os Segredos para uma Jornada de Emagrecimento Eficaz

- A Lógica por Trás da Frequência de Refeições: Desvendando a Magia:

Vamos explorar a magia por trás da prática de comer a cada 3 horas. Este não é apenas um padrão alimentar; é uma abordagem que pode transformar seus resultados. Entenda como:

- Acelerar o Metabolismo:

Descubra como o ritmo de pequenas refeições frequentes pode ativar o seu metabolismo, promovendo a queima eficiente de calorias.

- Manter Níveis de Energia Estáveis:

Entenda como a distribuição equilibrada de nutrientes ao longo do dia mantém seus níveis de energia estáveis, evitando picos e quedas drásticas.

- Prevenir Quedas de Açúcar no Sangue:

Explore como a dieta a cada 3 horas é uma defesa contra as temíveis quedas de açúcar no sangue, proporcionando um ambiente propício para escolhas alimentares saudáveis.

- Aliado Poderoso na Jornada de Emagrecimento:

Compreenda por que pequenas refeições frequentes são um aliado valioso na busca pelo emagrecimento, proporcionando controle sobre a fome e a ingestão calórica.

Ao desvendar os fundamentos dessa estratégia, você estará armado com o conhecimento necessário para transformar sua abordagem alimentar. A dieta a cada 3 horas não é apenas uma prática; é uma ferramenta poderosa que impulsionará sua jornada de emagrecimento. Prepare-se para experimentar uma nova forma de nutrir seu corpo e alcançar resultados duradouros.

3.2 Escolha de Alimentos Equilibrados:

Não se trata apenas de quando você come, mas também do que você coloca no prato. Vamos explorar as melhores escolhas alimentares para garantir que cada refeição seja uma explosão de sabor e nutrição. Descubra como combinar proteínas, carboidratos e gorduras saudáveis para criar pratos deliciosos e, ao mesmo tempo, promover a perda de peso.

Escolha de Alimentos Equilibrados: Sabor e Nutrição em Cada Prato

3.2.1. O Poder da Combinação Nutricional:

Entenda como combinar diferentes grupos alimentares de forma equilibrada pode potencializar a absorção de nutrientes.

3.2.2. Proteínas para Saciedade e Construção Muscular:

Explore fontes magras de proteínas, como peito de frango, peixe e leguminosas, para promover a saciedade e a construção muscular.

3.2.3. Carboidratos Complexos para Energia Sustentável:

Descubra a importância dos carboidratos complexos, como grãos integrais, batata-doce e quinoa, para manter níveis de energia estáveis ao longo do dia.

3.2.4. Gorduras Saudáveis para Sabor e Saciedade:

Conheça fontes de gorduras saudáveis, como abacate, azeite de oliva e nozes, que proporcionam sabor e ajudam na sensação de saciedade.

3.2.5. Promovendo a Perda de Peso com Escolhas Inteligentes:

Aprenda como as escolhas equilibradas de alimentos não só satisfazem suas papilas gustativas, mas também são fundamentais para um programa de perda de peso eficaz.

3.2.6. Variedade de Cores e Texturas:

Explore a diversidade de alimentos em cores e texturas para tornar suas refeições mais atraentes e nutritivas.

Ao compreender a importância da escolha de alimentos equilibrados, você estará capacitado a criar pratos que não apenas promovem a perda de peso, mas também satisfazem seu paladar. Cada refeição se torna uma oportunidade de nutrir seu corpo de maneira completa e deliciosa, proporcionando resultados duradouros na sua jornada de emagrecimento.

3.3 Controle de Porções:

Neste tópico, vamos abordar um dos aspectos-chave para o sucesso: o controle de porções. Aprenda a sintonizar-se com as necessidades reais do seu corpo, evitando excessos e garantindo que cada refeição seja uma experiência gratificante. Descubra como apreciar cada garfada enquanto mantém o equilíbrio necessário para alcançar seus objetivos.

Controle de Porções: Saboreando Cada Garfada com Equilíbrio

3.3.1. Entendendo as Necessidades do Seu Corpo:

- Exemplo: Pratique identificar os sinais de fome, como estômago roncando ou sensação de fraqueza, para ajustar as porções de acordo com suas necessidades.

3.3.2. Tamanho da Porção vs. Saciedade:

- Exemplo: Utilize a técnica de dividir o prato visualmente em porções de proteínas, vegetais e carboidratos para garantir uma refeição balanceada e que deixe aquela sensação de saciedade.

3.3.3. Praticando a Consciência Alimentar:

- Exemplo: Evite distrações durante as refeições, como assistir TV ou usar o celular, e concentre-se em saborear cada garfada, prestando atenção aos sabores e texturas.

3.3.4. Garfadas Conscientes:

- Exemplo: Mastigue cada garfada lentamente, apreciando os detalhes do sabor. Coloque os talheres no prato entre as garfadas para desacelerar o processo de alimentação.

3.3.5. Equilíbrio para Alcançar Objetivos:

- Exemplo: Ao desfrutar de uma refeição indulgente, equilibre-a compensando nas próximas refeições com opções mais leves e nutritivas.

3.3.6. Estratégias Práticas para Controle:

- Exemplo: Opte por pratos menores para ilusão visual de porções maiores. Ao comer fora, divida o prato ao meio antes de começar a comer, reservando a outra metade para depois.

Ao dominar o controle de porções com exemplos práticos, você desenvolverá uma relação mais consciente e equilibrada com a comida. Cada refeição se tornará uma oportunidade de nutrição e prazer, permitindo que você alcance seus objetivos de forma sustentável e aprecie cada garfada no caminho para o sucesso na sua jornada de emagrecimento.

4. Semana 1-3: Estabelecendo a Base: Construindo Seu Caminho para o Sucesso

Você está pronto para dar o primeiro passo em direção à transformação? Nestas três semanas cruciais, nosso objetivo é estabelecer as bases sólidas do seu programa de emagrecimento, tornando-o prático, delicioso e cheio de energia positiva.

4.1 Plano Semanal Detalhado: Navegando Rumo ao Seu Objetivo.

Objetivos:

- Adaptação: Familiarizar-se com o novo padrão alimentar a cada 3 horas.
- Organização: Planejar refeições semanais para facilitar a adesão ao programa.

4.2 Receitas Saborosas e Nutritivas: O Prazer de Comer Bem.

Objetivos:

- Diversificação: Explorar receitas variadas para manter a motivação.
- Conhecimento: Entender como ingredientes frescos contribuem para o sucesso.

Exemplo de Receita: Salada de Quinoa e Vegetais Grelhados.

- Ingredientes: Quinoa, abobrinha, berinjela, pimentões coloridos, azeite de oliva, sal, pimenta.
- Modo de Preparo: Cozinhe a quinoa conforme as instruções. Grelhe os vegetais cortados em pedaços. Misture a quinoa cozida com os vegetais grelhados. Tempere com azeite de oliva, sal e pimenta a gosto.

4.3 Dicas de Hidratação: Energizando Seu Corpo

Objetivos:

- Conscientização: Compreender a importância da hidratação no emagrecimento.
- Hábito: Incorporar a prática de manter uma garrafa de água por perto.

Dicas:

- Experimente novos ingredientes para manter suas refeições emocionantes.
- Prepare porções extras para refeições futuras.
- Estabeleça metas diárias para consumo de água e monitore seu progresso.

Neste estágio inicial, focamos na adaptação ao novo padrão alimentar, diversificação das refeições e conscientização sobre a hidratação adequada. Estas semanas formam a base sólida para alcançar seus objetivos de emagrecimento.

5. Semana 4-6: Acelerando o Metabolismo: Elevando sua Queima Calórica

Agora que você está se adaptando ao ritmo do programa, é hora de impulsionar seu metabolismo para resultados ainda mais expressivos! Nas próximas três semanas, vamos explorar estratégias específicas para maximizar a queima de calorias e acelerar seus resultados.

5.1 Variação de Exercícios Recomendada: Energizando sua Rotina.

Objetivos:

- Diversificação: Introduzir variedade nos exercícios para evitar a monotonia.
- Eficiência: Potencializar o metabolismo através da tonificação de diferentes grupos musculares.

Dicas:

- Experimente diferentes tipos de exercícios, como cárdio, treinamento de força e flexibilidade.
- Alterne entre atividades para desafiar seu corpo de maneiras novas e emocionantes.

5.2 Incluindo Superfoods na Dieta: Nutrição Poderosa

Objetivos:

- Incremento Nutricional: Enriquecer a dieta com alimentos poderosos.
- Bem-Estar Geral: Promover a saúde global através de escolhas nutricionais conscientes.

Exemplo de Superfood: Smoothie de Açaí e Espinafre.

- Ingredientes: Açaí, espinafre, banana, leite de amêndoas, chia.
- Modo de Preparo: Bata todos os ingredientes no liquidificador até obter uma mistura cremosa.

Dicas:

- Explore superfoods como chia, quinoa, abacate e frutas vermelhas.
- Incorpore pequenas porções desses alimentos em suas refeições diárias.

5.3 Estratégias para Lidar com Desafios Comuns: Vencendo Obstáculos.

Objetivos:

- Resiliência: Desenvolver habilidades para superar desafios durante a jornada.
- Persistência: Manter a motivação mesmo diante de dificuldades.

Dicas:

- Antecipe e planeje estratégias para lidar com desejos e momentos desafiadores.
- Celebre as pequenas vitórias para manter a motivação alta.

Nesta fase, focamos na diversificação dos exercícios, na incorporação de superfoods à dieta e no desenvolvimento de estratégias para superar desafios comuns. Essas semanas são fundamentais para acelerar seus resultados e enfrentar qualquer obstáculo com confiança e resiliência.

6. Semana 7-9: Consolidando Progressos: Firmeza no Caminho da Transformação

Parabéns pela jornada até aqui! Nas próximas três semanas, consolidaremos os progressos feitos até agora e faremos ajustes necessários no programa. Continue firme, pois a recompensa está cada vez mais próxima!

6.1 Monitoramento de Peso e Medidas: Celebrando Conquistas

Objetivos:

- Motivação: Compreender como o monitoramento pode impulsionar o ânimo.
- Realismo: Avaliar o progresso de maneira objetiva e realista.

Dicas:

- Registre regularmente seu peso e medidas corporais.
- Celebre cada conquista, por menor que seja, para manter a motivação elevada.

6.2 Adaptações Conforme Necessário: A Flexibilidade que Garante Sucesso

Objetivos:

- Individualidade: Reconhecer a singularidade de cada corpo.
- Otimização: Fazer ajustes inteligentes para otimizar resultados.

Dicas:

- Esteja atento aos sinais do seu corpo, como fome, energia e disposição.
- Adapte o programa conforme necessário para atender às suas necessidades individuais.

6.3 Receitas Especiais para Manter a Motivação: Nutrindo o Corpo e a Alma

Objetivos:

- Satisfação: Encontrar prazer nas refeições saudáveis.
- Motivação Duradoura: Descobrir a alegria na culinária nutritiva.

Exemplo de Receita: Wrap de Frango com Abacate e Quinoa.

- Ingredientes: Peito de frango, abacate, quinoa cozida, folhas de alface.
- Modo de Preparo: Monte o wrap com os ingredientes e aproveite!

Dicas:

- Experimente receitas que equilibrem sabor e nutrição.
- Faça da alimentação saudável uma experiência agradável para manter a motivação em alta.

Nestas semanas, celebraremos conquistas, ajustaremos o programa conforme necessário e exploraremos receitas especiais para manter a motivação e o entusiasmo elevados. Este é um período crucial para consolidar seu sucesso e avançar com confiança na jornada de transformação.

7. Semana 10-12: Refinando e Celebrando Conquistas: Rumo à Vitória Final

Você está na reta final da jornada, e é hora de ajustar as velas para uma chegada triunfal. Nestas últimas semanas, focaremos em refinar o programa para maximizar os resultados e celebrar as conquistas impressionantes alcançadas até agora.

7.1 Ajustes no Plano conforme Resultados: Personalização para o Sucesso

Objetivos:

- Refinamento Estratégico: Ajustar o programa com base nos resultados obtidos.
- Metas Finais: Personalizar dieta e treino para otimizar os resultados.

Dicas:

- Avalie os resultados visíveis e adapte o plano de acordo.
- Descubra como refinamentos estratégicos podem impulsionar o caminho para suas metas finais.

7.2 Lidando com Plateaus: Superando Desafios Comuns

Objetivos:

- Mentalidade Resiliente: Enfrentar plateaus com confiança e resiliência.
- Estratégias Eficientes: Descobrir formas eficazes de superar períodos de estagnação.

Dicas:

- Mantenha a motivação alta, entendendo que os plateaus são parte normal do processo.
- Explore estratégias para superar desafios e retomar o progresso.

7.3 Estratégias de Manutenção Pós-Programa: Uma Nova Jornada Começa

Objetivos:

- Hábitos Duradouros: Incorporar práticas saudáveis ao estilo de vida diário.
- Celebração do Novo Começo: Preparar-se para uma vida mais saudável e equilibrada.

Dicas:

- Estabeleça hábitos sustentáveis para manter os resultados conquistados.
- Celebre não apenas o fim do programa, mas o início de uma nova fase de vida saudável.

Nestas últimas semanas, ajustaremos estrategicamente o programa, enfrentaremos desafios comuns com resiliência e nos prepararemos para uma nova jornada de manutenção pós-programa. Celebre suas conquistas e esteja pronto para abraçar uma vida mais saudável e equilibrada.

*"plateaus" se refere a períodos em que o progresso ou os resultados em uma determinada jornada se estabilizam ou ficam estagnados temporariamente. Geralmente, isso ocorre durante programas de emagrecimento ou treinamento físico, onde a pessoa experimenta uma pausa na perda de peso ou ganho de força. A superação desses plateaus muitas vezes envolve ajustes na dieta, na rotina de exercícios ou em outros aspectos do programa para continuar progredindo em direção aos objetivos.

8. Dia Livre: Desfrutando Sem Comprometer os Resultados

Chegou o tão esperado dia livre, um intervalo estratégico para apreciar suas iguarias favoritas sem prejudicar seus resultados. Neste tópico, exploraremos como otimizar essa pausa especial, garantindo equilíbrio e prazer em sua jornada.

8.1 Orientações para o Dia Livre

Desvende os segredos de um dia livre bem-sucedido. Forneceremos orientações práticas sobre como estruturar esse dia, selecionar as refeições certas e manter o equilíbrio entre indulgência e responsabilidade. Por exemplo, pode começar o dia com um café da manhã indulgente, seguido de um almoço equilibrado e escolhas mais leves nas outras refeições. Essa estratégia permite desfrutar das delícias sem exagerar.

8.2 Sugestões de Refeições e Snacks

Inspire-se com sugestões irresistíveis de refeições e snacks para o seu dia livre.

Experimente um prato especial que você esteja desejando há algum tempo, ou prepare uma versão caseira do seu fast-food favorito. Além disso, considere opções de lanche mais saudáveis, como nachos de batata-doce, pipoca temperada com ervas ou um iogurte com frutas e granola.

8.3 Benefícios Psicológicos do Dia Livre

Além dos benefícios físicos, exploraremos como o dia livre pode ser uma ferramenta poderosa para fortalecer sua saúde mental. Entenda como esse momento de indulgência planejada pode aliviar o estresse, promover uma relação mais saudável com a comida e impulsionar sua motivação ao longo da jornada. Este é o toque de equilíbrio que transformará sua experiência de emagrecimento.

9. Considerações Finais:

Chegamos ao ponto final da sua incrível jornada de emagrecimento. Neste momento, é hora de refletir sobre tudo o que conquistou e olhar com entusiasmo para o futuro. Vamos encerrar esta jornada com considerações finais que o inspirarão a manter o ímpeto e a transformar essas conquistas em uma vida saudável e equilibrada.

9.1 Reflexões sobre a Jornada:

Dedique um momento para olhar para trás e apreciar a jornada que percorreu. Este tópico é uma oportunidade para reflexões significativas sobre os desafios superados, as vitórias alcançadas e as lições aprendidas ao longo do caminho. Explore como essas experiências moldaram não apenas seu corpo, mas também sua mentalidade em relação à saúde e ao bem-estar.

9.2 Continuando a Vida Saudável Após o Programa:

A jornada de emagrecimento não termina aqui; é um capítulo inicial para uma vida mais saudável. Descubra estratégias práticas para manter o ímpeto após o programa, integrando hábitos saudáveis ao seu dia a dia. Este tópico fornecerá orientações essenciais para garantir que os resultados alcançados não sejam apenas temporários, mas sim uma base sólida para um futuro mais saudável e vibrante. Está pronto para continuar essa jornada?

10. Recursos Adicionais:

Ao alcançarmos o fim do guia, queremos garantir que você tenha acesso a recursos valiosos para continuar sua jornada de emagrecimento com confiança e suporte. Estes recursos adicionais serão como seus aliados, oferecendo conhecimento, inspiração e ferramentas práticas para manter o impulso.

10.1. Links Úteis:

Explore links úteis que fornecem informações adicionais sobre nutrição, exercícios e dicas de saúde. Descubra fontes confiáveis que podem aprofundar seus conhecimentos e inspirar escolhas mais informadas ao longo do seu caminho de bem-estar.

Algumas sugestões:

Nutrição:

- Ministério da Saúde - Guia Alimentar para a População Brasileira
- Sociedade Brasileira de Alimentação e Nutrição
- Instagram - Nutrição na Prática

Exercícios e Atividade Física:

- American Council on Exercise (ACE) - Exercise Library
- Centro de Estudos do Laboratório de Aptidão Física de São Caetano do Sul (CELAFISCS)
- MyFitnessPal - App para Registro Alimentar e Atividade Física

Dicas de Saúde Geral:

- Portal Saúde - Governo do Brasil
- Mayo Clinic - Healthy Lifestyle
- Facebook - Saúde Brasil

Estes recursos incluem aplicativos e perfis em redes sociais que podem fornecer suporte adicional, dicas práticas e conteúdo inspirador para aprimorar sua jornada de bem-estar.

10.1.2. Aplicativos e Ferramentas de Apoio:

Descubra aplicativos e ferramentas projetados para apoiar sua jornada de emagrecimento. Desde rastreamento de alimentos até programas de treino personalizados, essas ferramentas práticas podem ser seus parceiros digitais na busca por uma vida mais saudável. Explore as opções e escolha as que se alinham melhor aos seus objetivos e estilo de vida. Estamos aqui para ajudar em cada passo do caminho!

10. Sugestões de cardápio e receitas.

Descubra um cardápio irresistível com receitas práticas e deliciosas, elevando suas refeições para uma experiência culinária incrível, mantendo o equilíbrio em sua jornada de bem-estar.

Opção 1

Café da Manhã Energizante:

Panquecas de Banana com Aveia:

- Ingredientes:
- 1 banana madura amassada.
- 1 ovo.
- 1/2 xícara de aveia.
- Canela a gosto.

Modo de Preparo:

- Misture todos os ingredientes em uma tigela.
- Despeje a massa em uma frigideira antiaderente e cozinhe até dourar dos dois lados.
- Sirva com mel e frutas frescas.

Smoothie de Manga com Iogurte e Chia:

- Ingredientes:
- 1/2 manga madura.
- 1/2 xícara de iogurte natural.
- 1 colher de sopa de sementes de chia.
- Gelo a gosto.

Modo de Preparo:

- Bata todos os ingredientes no liquidificador.
- Sirva imediatamente.

Tapioca de Frango com Queijo e Tomate:

- Ingredientes:
- Goma de tapioca.
- Frango desfiado.
- Queijo minas.
- Tomate em rodelas

Modo de Preparo:

- Prepare a tapioca na frigideira.
- Recheie com frango desfiado, queijo e tomate.
- Dobre ao meio e deixe derreter o queijo.

Lanche da Manhã Revigorante:

Chá de Erva-Cidreira com Pêssego em Cubos:

- Ingredientes:
- Saquinhos de chá de erva-cidreira.
- Água quente.
- Pêssego em cubos.

Modo de Preparo:

- Faça uma infusão de chá de erva-cidreira na água quente.
- Adicione os cubos de pêssego.
- Deixe esfriar e sirva com gelo.

Mix de Frutas Vermelhas com Iogurte:

- Ingredientes:
- Morangos, amoras, framboesas.
- Iogurte natural.

Modo de Preparo:

- Misture as frutas vermelhas com o iogurte.
- Sirva em uma tigela.

Almoço Balanceado:

Frango Grelhado com Batata Doce Assada e Brócolis:

- Ingredientes:
- Peito de frango.
- Batata doce em rodelas.
- Brócolis cozidos no vapor.
- Azeite, sal e temperos a gosto.

Modo de Preparo:

- Grelhe o peito de frango temperado.
- Asse a batata doce até ficar macia.
- Sirva com brócolis cozidos no vapor.

Arroz Integral com Feijão Preto e Filé de Peixe:

- Ingredientes:
- Arroz integral.
- Feijão preto cozido.
- Filé de peixe grelhado.
- Sal, alho e azeite.

Modo de Preparo:

- Cozinhe o arroz integral e misture com o feijão preto.
- Tempere o filé de peixe com sal, alho e grelhe.

Salada de Quinoa com Abacate e Tomate:

- Ingredientes:
- Quinoa cozida.
- Abacate em cubos.
- Tomate em cubos.
- Azeite, limão, sal e pimenta.

Modo de Preparo:

- Misture a quinoa cozida com abacate e tomate.
- Tempere com azeite, suco de limão, sal e pimenta.

Lanche da Tarde Saboroso:

Sanduíche de Frango com Creme de Ricota e Vegetais:

- Ingredientes:
- Peito de frango desfiado.
- Creme de ricota.
- Alface, tomate, cenoura ralada.
- Pão integral.

Modo de Preparo:

- Misture o frango desfiado com creme de ricota.
- Monte o sanduíche com os vegetais.

Iogurte com Granola e Banana:

- Ingredientes:
- Iogurte natural.
- Granola.
- Banana em rodelas.

Modo de Preparo:

- Em uma tigela, coloque o iogurte, adicione granola e as rodelas de banana.

Jantar Leve e Nutritivo:

Sopa de Legumes com Frango Desfiado:

- Ingredientes:
- Frango desfiado.
- Batata, cenoura, abobrinha em cubos.
- Caldo de galinha.
- Temperos a gosto.

Modo de Preparo:

- Cozinhe os legumes no caldo de galinha até ficarem macios.
- Adicione o frango desfiado e tempere a gosto.

Espaguete de Abobrinha com Molho de Tomate e Almôndegas de
Frango:

- Ingredientes:
- Abobrinhas em espiral.
- Molho de tomate caseiro.
- Almôndegas de frango.

Modo de Preparo:

- Cozinhe as abobrinhas em espiral até ficarem al dente.
- Aqueça as almôndegas no molho de tomate e sirva sobre
  as abobrinhas.

Ceia Reconfortante:

Chá de Camomila com Maçã Assada:

- Ingredientes:
- Saquinhos de chá de camomila.
- Água quente.
- Maçã assada em fatias.

Modo de Preparo:

- Faça uma xícara de chá de camomila na água quente.
- Sirva com fatias de maçã assada.

Mix de Castanhas e Amendoim:

- Ingredientes:
- Castanha-do-pará, amêndoas, amendoim.

Modo de Preparo:

- Misture as castanhas e o amendoim.
- Sirva como uma opção crocante para a ceia.

Opção 2

Café da Manhã Energizante:

Tapioca Recheada com Frango Desfiado, Queijo Branco e Tomate:

- Ingredientes:
- Goma de tapioca.
- Frango desfiado.
- Queijo branco.
- Tomate em rodelas.

Modo de Preparo:

- Prepare a tapioca na frigideira.
- Recheie com frango desfiado, queijo branco e tomate.

Mingau de Aveia com Banana, Mel e Granola:

- Ingredientes:
- 1/2 xícara de aveia.
- 1 banana em rodelas.
- Mel a gosto.
- Granola.

Modo de Preparo:

- Cozinhe a aveia conforme as instruções.
- Adicione banana, mel e granola por cima.

Omelete de Espinafre com Queijo Minas:

- Ingredientes:
- 3 ovos.
- Espinafre picado.
- Queijo Minas em cubos.
- Sal e pimenta a gosto.

Modo de Preparo:

- Bata os ovos e misture com espinafre, queijo, sal e pimenta.
- Cozinhe em uma frigideira até dourar dos dois lados.

Lanche da Manhã Revigorante:

Chá de Hibisco com Pêssego e Amêndoas:

- Ingredientes:
- Saquinhos de chá de hibisco.
- Pêssego em cubos.
- Amêndoas.

Modo de Preparo:

- Faça uma infusão de chá de hibisco na água quente.
- Adicione cubos de pêssego e amêndoas.

Iogurte com Manga em Cubos:

- Ingredientes:
- Iogurte natural.
- Manga em cubos.
- Mel a gosto.

Modo de Preparo:

- Em um copo, intercale camadas de iogurte e manga.
- Finalize com mel por cima.

Almoço Balanceado:

Carne Assada com Batata e Legumes ao Forno:

- Ingredientes:
- Carne magra (alcatra, patinho).
- Batatas em rodelas.
- Abobrinha, cenoura e pimentão em pedaços.
- Temperos a gosto.

Modo de Preparo:

- Tempere a carne e as batatas.
- Asse no forno com os legumes até dourar.

Risoto Integral de Frango com Brócolis:

- Ingredientes:
- Arroz integral.
- Peito de frango desfiado.
- Brócolis cozidos.
- Caldo de galinha, sal e temperos.

Modo de Preparo:

- Cozinhe o arroz integral e misture com frango e brócolis.
- Tempere a gosto.

Salada de Feijão-Fradinho com Atum:

- Ingredientes:
- Feijão-fradinho cozido.
- Atum em água.
- Tomate, cebola e coentro picados.
- Azeite, limão, sal e pimenta.

Modo de Preparo:

- Misture todos os ingredientes e tempere a gosto.

Lanche da Tarde Saboroso:

Sanduíche Integral de Peito de Peru, Queijo e Abacate:

- Ingredientes:
- Pão integral.
- Peito de peru.
- Queijo magro.
- Abacate em fatias.

Modo de Preparo:

- Monte o sanduíche com os ingredientes desejados.

Smoothie de Morango com Iogurte e Hortelã:

- Ingredientes:
- Morangos congelados.
- Iogurte natural.
- Folhas de hortelã.
- Mel a gosto.

Modo de Preparo:

- Bata todos os ingredientes no liquidificador.
- Sirva em um copo.

Jantar Leve e Nutritivo:

Sopa de Legumes com Frango Desfiado:

- Ingredientes:
- Peito de frango desfiado.
- Batata, cenoura, abobrinha em cubos.
- Caldo de galinha.
- Temperos a gosto.

Modo de Preparo:

- Cozinhe os legumes no caldo de galinha até ficarem macios.
- Adicione o frango desfiado e tempere a gosto.

Espaguete de Abobrinha com Molho de Tomate e Albôndigas de Carne:

- Ingredientes:
- Abobrinhas em espiral.
- Molho de tomate caseiro.
- Almôndegas de carne.

Modo de Preparo:

- Cozinhe as abobrinhas em espiral até ficarem al dente.
- Aqueça as almôndegas no molho de tomate e sirva sobre as abobrinhas.

Ceia Reconfortante:

Chá de Camomila com Maçã Assada e Castanhas:

- Ingredientes:
- Saquinhos de chá de camomila.
- Maçã assada em fatias.
- Castanhas variadas.
  Modo de Preparo:
- Faça uma xícara de chá de camomila na água quente.
- Sirva com fatias de maçã assada e castanhas.

Opção 03

Café da Manhã Energizante:

Pão de Queijo de Batata Doce com Ricota:

- Ingredientes:
- 1 xícara de batata doce cozida e amassada.
- 1 xícara de ricota.
- 2 ovos.
- Queijo parmesão ralado.

Modo de Preparo:

- Misture a batata doce, ricota, ovos e queijo parmesão.
- Asse em formas de muffin até dourar.

Tigela de Açaí com Granola e Frutas Vermelhas:

- Ingredientes:
- Polpa de açaí congelada.
- Granola.
- Morangos e framboesas.
- Mel a gosto.

Modo de Preparo:

- Bata a polpa de açaí no liquidificador.
- Cubra com granola, morangos, framboesas e regue com mel.

Ovos Mexidos com Abacate e Tomate Cereja:

- Ingredientes:
- 2 ovos.
- Abacate em cubos.
- Tomate cereja cortado ao meio.
- Sal e pimenta a gosto.

Modo de Preparo:

- Cozinhe os ovos mexidos.
- Sirva com abacate e tomate, temperando a gosto.

Lanche da Manhã Revigorante:

Chá de Hortelã com Pera e Amendoim:

- Ingredientes:
- Saquinhos de chá de hortelã.
- Pera fatiada.
- Amendoim torrado.

Modo de Preparo:

- Faça uma infusão de chá de hortelã na água quente.
- Sirva com fatias de pera e amendoim.

Smoothie de Manga com Iogurte e Chia:

- Ingredientes:
- Manga em pedaços.
- Iogurte natural.
- Sementes de chia.
- Mel a gosto.

Modo de Preparo:

- Bata todos os ingredientes no liquidificador.
- Despeje em um copo e polvilhe com mais chia.

Almoço Balanceado:

Peixe Grelhado com Quinoa e Salada de Abacaxi:

- Ingredientes:
- Filé de peixe.
- Quinoa cozida.
- Abacaxi em cubos.
- Folhas verdes.

Modo de Preparo:

- Grelhe o peixe temperado.
- Sirva sobre quinoa e acompanhe com salada de abacaxi e folhas verdes.

Lentilhas com Frango Desfiado e Legumes Assados:

- Ingredientes:
- Lentilhas cozidas.
- Peito de frango desfiado.
- Abóbora e cenoura assadas.
- Temperos a gosto.

Modo de Preparo:

- Misture lentilhas, frango desfiado e legumes assados.
- Tempere a gosto.

Salada de Couve com Grão-de-Bico, Maçã e Molho de Iogurte:

- Ingredientes:
- Couve fatiada finamente.
- Grão-de-bico cozido.
- Maçã verde em cubos.
- Molho de iogurte natural.

Modo de Preparo:

- Misture a couve, grão-de-bico e maçã.
- Regue com molho de iogurte.

Lanche da Tarde Saboroso:

Sanduíche de Frango com Abacate e Rúcula em Pão Integral:

- Ingredientes:
- Peito de frango cozido e desfiado.
- Abacate em fatias.
- Rúcula.
- Pão integral.

Modo de Preparo:

- Monte o sanduíche com frango, abacate e rúcula.

Batido de Banana com Amêndoas e Aveia:

- Ingredientes:
- Banana madura.
- Amêndoas.
- Aveia.
- Leite de amêndoas.

Modo de Preparo:

- Bata todos os ingredientes no liquidificador.
- Sirva em um copo.

Jantar Leve e Nutritivo:

Sopa de Abóbora com Gengibre e Frango Desfiado:

- Ingredientes:
- Abóbora em cubos.
- Gengibre ralado.
- Frango cozido e desfiado.
- Caldo de galinha.

Modo de Preparo:

- Cozinhe a abóbora com gengibre e caldo de galinha.
- Adicione o frango desfiado.

Cuscuz Marroquino com Legumes Grelhados e Salmão:

- Ingredientes:
- Cuscuz marroquino cozido.
- Legumes grelhados (berinjela, abobrinha, pimentão).
- Filé de salmão grelhado.
- Molho de limão.

Modo de Preparo:

- Misture o cuscuz com os legumes grelhados.
- Sirva com o filé de salmão e regue com molho de limão.

Ceia Reconfortante:

Chá de Frutas Vermelhas com Pêssego em Calda e Castanhas:

- Ingredientes:
- Saquinhos de chá de frutas vermelhas.
- Pêssegos em calda.
- Castanhas variadas.

Modo de Preparo:

- Faça uma xícara de chá de frutas vermelhas na água quente.
- Sirva com pêssegos em calda e castanhas.

Opção 04

Café da Manhã Energizante:

Mingau de Quinoa com Frutas Tropicais:

- Ingredientes:
- Quinoa cozida.
- Leite de coco.
- Banana, manga e abacaxi em cubos.
- Mel a gosto.

Modo de Preparo:

- Cozinhe a quinoa no leite de coco.
- Sirva com as frutas tropicais e regue com mel.

Tapioca de Frango com Abacate:

- Ingredientes:
- Goma de tapioca.
- Frango desfiado.
- Abacate em fatias.
- Tomate cereja.

Modo de Preparo:

- Prepare a tapioca na frigideira.
- Recheie com frango, abacate e tomate cereja.

Smoothie de Morango, Espinafre e Iogurte:

- Ingredientes:
- Morangos.
- Folhas de espinafre.
- Iogurte natural.
- Mel a gosto.

Modo de Preparo:

- Bata todos os ingredientes no liquidificador.
- Sirva em um copo.

Lanche da Manhã Revigorante:

Chá de Gengibre com Limão e Mix de Frutas Secas:

- Ingredientes:
- Raiz de gengibre.
- Limão fatiado.
- Mix de frutas secas (damasco, uvas passas, cranberries).

Modo de Preparo:

- Faça uma infusão de chá de gengibre na água quente.
- Adicione limão e sirva com o mix de frutas secas.

Iogurte Grego com Morangos e Granola:

- Ingredientes:
- Iogurte grego sem açúcar.
- Morangos cortados.
- Granola.
- Mel a gosto.

Modo de Preparo:

- Em uma tigela, coloque o iogurte, os morangos e a granola.
- Regue com mel.

Almoço Balanceado:

Wrap de Frango com Abacaxi e Molho de Mostarda:

- Ingredientes:
- Wrap integral.
- Peito de frango grelhado.
- Abacaxi em cubos.
- Molho de mostarda.

Modo de Preparo:

- Monte o wrap com frango, abacaxi e regue com molho de mostarda.

Risoto de Quinoa com Legumes Assados:

- Ingredientes:
- Quinoa cozida.
- Abobrinha, cenoura e pimentão assados.
- Queijo parmesão ralado.

Modo de Preparo:

- Misture a quinoa com os legumes assados e adicione queijo parmesão.

Salada de Feijão Branco com Atum e Tomate Cereja:

- Ingredientes:
- Feijão branco cozido.
- Atum em água.
- Tomate cereja.
- Salsa picada.

Modo de Preparo:

- Combine o feijão branco, atum e tomate cereja.
- Finalize com salsa picada.

Lanche da Tarde Saboroso:

Sanduíche de Ricota com Espinafre e Tomate Seco:

- Ingredientes:
- Pão integral.
- Ricota.
- Espinafre refogado.
- Tomate seco.

Modo de Preparo:

- Monte o sanduíche com ricota, espinafre e tomate seco.

Smoothie de Abacate com Manga e Chia:

- Ingredientes:
- Abacate maduro.
- Manga em pedaços.
- Leite de amêndoas.
- Sementes de chia.

Modo de Preparo:

- Bata todos os ingredientes no liquidificador.
- Sirva em um copo.

Jantar Leve e Nutritivo:

Sopa de Lentilhas com Couve e Cenoura:

- Ingredientes:
- Lentilhas cozidas.
- Couve fatiada.
- Cenoura em cubos.
- Caldo de legumes.

Modo de Preparo:

- Cozinhe lentilhas, couve e cenoura no caldo de legumes.
- Tempere a gosto.

Salada de Camarão com Abacate e Molho de Limão:

- Ingredientes:
- Camarões cozidos.
- Abacate em cubos.
- Folhas verdes.
- Molho de limão.

Modo de Preparo:

- Misture os camarões, abacate e folhas verdes.
- Regue com molho de limão.

Ceia Reconfortante:

- Chá de Erva-Cidreira com Maçã e Amêndoas:
- Ingredientes:
- Saquinhos de chá de erva-cidreira.
- Maçã em fatias.
- Amêndoas inteiras.

Modo de Preparo:

- Faça uma xícara de chá de erva-cidreira na água quente.
- Sirva com fatias de maçã e amêndoas.

Opção 05

Café da Manhã Energizante:

Pão Integral com Abacate e Ovos Mexidos:

- Ingredientes:
- Fatias de pão integral.
- Abacate amassado.
- Ovos mexidos.
- Pimenta e sal a gosto.

Modo de Preparo:

- Toste o pão integral.
- Espalhe o abacate amassado e cubra com ovos mexidos temperados.

Tapioca de Frutas Vermelhas e Queijo Cottage:

- Ingredientes:
- Goma de tapioca.
- Morangos e framboesas.
- Queijo cottage.
- Mel a gosto.

Modo de Preparo:

- Prepare a tapioca na frigideira.
- Adicione as frutas vermelhas e o queijo cottage, regando com mel.

Smoothie Bowl de Manga e Banana:

- Ingredientes:
- Manga e banana congeladas.
- Iogurte natural.
- Granola e coco ralado.

Modo de Preparo:

- Bata a manga, banana e iogurte no liquidificador.
- Despeje em uma tigela e cubra com granola e coco ralado.

Lanche da Manhã Revigorante:

Chá de Cidreira com Pêssego e Mix de Nozes:

- Ingredientes:
- Saquinhos de chá de cidreira.
- Pêssego em pedaços.
- Mix de nozes (amêndoas, nozes, castanhas).

Modo de Preparo:

- Faça uma xícara de chá de cidreira na água quente.
- Sirva com pêssego e um punhado de mix de nozes.

Iogurte com Pera e Canela:

- Ingredientes:
- Iogurte natural.
- Pera fatiada.
- Canela em pó.
- Mel a gosto.

Modo de Preparo:

- Em um recipiente, coloque o iogurte.
- Adicione pera, polvilhe com canela e regue com mel.

Almoço Balanceado:

Frango Grelhado com Quinoa e Salada de Abobrinha:

- Ingredientes:
- Peito de frango grelhado.
- Quinoa cozida.
- Abobrinha grelhada.
- Tomate-cereja.

Modo de Preparo:

- Grelhe o peito de frango e a abobrinha.
- Sirva sobre quinoa e adicione tomate-cereja.

Salada de Grão-de-Bico com Atum e Pepino:

- Ingredientes:
- Grão-de-bico cozido.
- Atum em água.
- Pepino em cubos.
- Cebola roxa fatiada.

Modo de Preparo:

- Misture grão-de-bico, atum, pepino e cebola roxa.
- Tempere a gosto.

Wrap Integral com Legumes Grelhados e Húmus:

- Ingredientes:
- Wrap integral.
- Abobrinha, pimentão e berinjela grelhados.
- Húmus.
  Modo de Preparo:
- Monte o wrap com legumes grelhados e húmus.

Homus ou Húmus é um alimento típico da cultura árabe feito a partir de grão-de-bico cozido e espremido, taíne, azeite, sumo de limão, sal e alho.

Lanche da Tarde Saboroso:

Sanduíche de Peito de Peru com Queijo Branco e Abacate:

- Ingredientes:
- Pão integral.
- Peito de peru.
- Queijo branco.
- Abacate em fatias.

Modo de Preparo:

- Monte o sanduíche com peito de peru, queijo branco e abacate.

Smoothie de Morango com Hortelã e Sementes de Chia:

- Ingredientes:
- Morangos.
- Folhas de hortelã.
- Sementes de chia.
- Leite de amêndoas.

Modo de Preparo:

- Bata todos os ingredientes no liquidificador.
- Sirva em um copo.

Jantar Leve e Nutritivo:

Sopa de Legumes com Frango Desfiado:

- Ingredientes:
- Frango cozido e desfiado.
- Legumes variados (cenoura, abobrinha, couve).
- Caldo de galinha.

Modo de Preparo:

- Cozinhe os legumes no caldo de galinha.
- Adicione o frango desfiado.

Ceviche de Salmão com Manga e Coentro:

- Ingredientes:
- Salmão cru em cubos.
- Manga em cubos.
- Coentro fresco picado.
- Limão.

Modo de Preparo:

- Misture o salmão, manga, coentro e regue com suco de limão.

Ceia Reconfortante:

Chá de Erva-Doce com Pêssego e Mix de Castanhas:

- Ingredientes:
- Saquinhos de chá de erva-doce.
- Pêssego fatiado.
- Mix de castanhas (castanha-do-pará, amêndoas, nozes).

Modo de Preparo:

- Prepare uma xícara de chá de erva-doce na água quente.
- Sirva com pêssego e um punhado de mix de castanhas.

Conclusão:

Despertar para uma Vida Plena: O Capítulo Final
da Sua Jornada de Bem-Estar

À medida que chegamos ao final deste livro,
celebramos juntos uma jornada extraordinária rumo ao
seu bem-estar. Cada página foi construída com o propósito
de inspirar, orientar e capacitá-lo. Agora, olhe para trás e
veja o quão longe você chegou! Sua dedicação, escolhas
saudáveis e comprometimento tornaram possível
transformar sua vida de maneira notável.

Que este livro não seja apenas um guia, mas um
companheiro fiel em sua jornada contínua. A
autenticidade e a persistência que você demonstrou
merecem ser reconhecidas. Ao seguir este programa, você
não apenas adquiriu novos hábitos, mas também redefiniu
a relação com seu corpo e alimentação.

Ao avançar para o próximo capítulo, que é sua vida
pós-programa, leve consigo a confiança conquistada, a
alegria nas pequenas vitórias e o conhecimento adquirido.
Lembre-se sempre de que cada escolha positiva é um
passo em direção a uma versão mais saudável e realizada
de si mesmo.

Nossa jornada juntos pode chegar ao fim, mas sua trajetória de bem-estar está apenas começando. Seja grato por cada conquista, por cada desafio superado, pois são eles que moldam o seu caminho único. Agradeço por ter compartilhado este tempo com você, e desejo que sua jornada seja repleta de alegrias, realizações e saúde duradoura.

Você é a razão pela qual este livro ganhou vida, e sua autorrealização é a maior conquista de todas. Que a alegria de viver com saúde e equilíbrio continue iluminando cada passo do seu caminho. Com gratidão e admiração pela sua jornada extraordinária, desejo a você uma vida plena de bem-estar e felicidade. Parabéns por se tornar a melhor versão de si mesmo!"